LUNGENKREBS:

Ein Buch, das Ihnen ein besseres Verständnis darüber vermittelt, was Lungenkrebs ist, seine Symptome, Behandlung, Ernährungswahl, Tipps zum Umgang damit und mehr!(German Edition)

Von

George M. Rogers .

Urheberrechte ©

Inhaltsverzeichnis

KAPITEL 1

<u>Verstehen, was Lungenkrebs ist</u>

Lungenkrebs ist nach Brustkrebs bei Frauen und Prostatakrebs bei Männern die dritthäufigste schwere Krebserkrankung im Land. Obwohl Lungenkrebs nach wie vor schwer zu heilen ist, machen Ärzte und Forscher erhebliche Fortschritte bei der schnelleren Entdeckung. Einige wichtige Dinge, die Sie wissen sollten:

Lungenkrebs gibt es in zwei Grundtypen: nicht-kleinzelliger und kleinzelliger.
Die meisten Lungenkrebsarten sind nicht kleinzellig, was mehr Therapiemöglichkeiten bietet.
Rauchen ist die häufigste Ursache für Lungenkrebs.
Lungenanatomie

WAS IST LUNGENKREBS?

Lungenkrebs entsteht, wenn abnormale Zellen in einer oder beiden Lungen entstehen und dann so schnell wachsen, dass das körpereigene Immunsystem nicht mithalten kann. Die abweichenden Zellen können Tumore bilden, die die Funktion Ihrer Lunge beeinträchtigen. Unbehandelt kann sich der Krebs auf angrenzende Lymphknoten und andere Körperregionen ausbreiten.

Wer erkrankt an Lungenkrebs?
Etwas mehr als 12 % der neuen bösartigen Erkrankungen in den Vereinigten Staaten sind Lungenkrebs. Schätzungen zufolge wird im Jahr 2022 in den USA bei schätzungsweise 236.740 Personen Lungenkrebs diagnostiziert.

RISIKOFAKTOREN
RAUCHEN:
Rauchen ist für bis zu 90 % aller Lungenkrebserkrankungen verantwortlich. Es führt Chemikalien in den Körper ein, die

die Zellen in der Lunge zerstören. Mit dem Rauchen aufzuhören kann das Risiko für verschiedene Krebsarten und andere Erkrankungen erheblich senken. Dennoch werden etwa 60 % der bösartigen Lungenerkrankungen bei Personen entdeckt, die aufgehört haben.

PASSIVRAUCHEN:
Passivrauchen führt in den USA jedes Jahr zu Tausenden von Lungenkrebsfällen.

GESCHLECHT:
Insgesamt tritt Lungenkrebs in den USA häufiger bei Männern auf, mit etwa 59 Fällen pro 100.000 bei Männern und etwa 47 pro 100.000 bei Frauen. Bei Weißen und Latinos im Alter von 30 bis 54 Jahren sind die Quoten jedoch bei Frauen höher. Die Gründe sind nicht vollständig geklärt. Seit 1995 sind die Quoten für beide Geschlechter in dieser Gruppe gesunken, bei Männern jedoch schneller.

Rasse und ethnische Zugehörigkeit:
Schwarze Männer erkranken häufiger als andere Männer an Lungenkrebs. Bei asiatischen Amerikanern, pazifischen Inselbewohnern und Menschen hispanischer Herkunft ist die Wahrscheinlichkeit, an Lungenkrebs zu erkranken, deutlich geringer als bei anderen Gruppen.

ALTER:
In den USA sind mehr als zwei Drittel der Patienten zum Zeitpunkt der Diagnose 65 Jahre oder älter.

UMFELD:
Die Belastung durch Schadstoffe wie Kraftstoffabgase und chemische Dämpfe kann das Risiko erhöhen. Auch die Belastung durch Radongas, das sich in Häusern und anderen Gebäuden durch den natürlichen Abbau von Uran im Boden ansammeln kann, erhöht das Risiko.

FAMILIENGESCHICHTE:
Vererbte Gene können das Risiko bei Rauchern und Nichtrauchern erhöhen.

ERGEBNISSE VON LUNGENKREBS

Lungenkrebs bleibt schwer zu behandeln, insbesondere weil die Diagnose bei vielen Patienten erst in späteren Stadien gestellt wird. Dies bedeutet, dass die Gesamtüberlebensstatistik weiterhin enttäuschend ist. Es ist jedoch wichtig zu wissen, dass es sich bei den Überlebensraten nur um Durchschnittswerte handelt und man nicht das Ergebnis für einen einzelnen Patienten vorhersagen kann.

Zeichen der Hoffnung:

Die Überlebensraten sind im letzten Jahrzehnt erheblich gestiegen. Von den Patienten, deren Krebs erkannt wird, bevor er sich ausgebreitet hat, überleben 61 % fünf Jahre oder länger. Forscher am Knight Cancer Institute arbeiten an neuen Wegen zur Behandlung von Lungenkrebs. Abhängig von Ihrer Erkrankung qualifizieren Sie sich möglicherweise für eine unserer klinischen Studien.

LEBENSQUALITÄT:

Auch wenn Lungenkrebs manchmal nicht geheilt werden kann, kann die Behandlung dafür sorgen, dass Sie sich wohl fühlen und Zeit haben, die Dinge zu tun, die Sie tun möchten. Sie können sich Ziele setzen, zum Beispiel eine besondere Reise unternehmen. Vielleicht hoffen Sie, dass ein Kind oder ein Enkelkind heiratet oder einen Abschluss macht.

LUNGENKREBSARTEN

Lungenkrebs besteht aus zwei Grundarten mit jeweils zahlreichen Untergruppen.

NICHT-KLEINZELLIGER LUNGENKREBS: Hierunter fallen zahlreiche Arten, bei denen Krebszellen ihren Ursprung im Lungengewebe haben. Jeder wird nach der Art der Zelle benannt,

in der er wächst. Diese Art von Lungentumoren macht etwa 85 bis 90 % der Fälle aus.

Plattenepithelkarzinom: Diese Art entsteht in Plattenepithelkarzinomen. Diese dünnen, flachen Zellen bilden die Oberfläche der Haut, die Auskleidung von Hohlorganen und die Auskleidung des Atmungs- und Verdauungssystems. Dieser Krebs, auch Epidermoidkarzinom genannt, tritt am häufigsten bei Rauchern auf.

Großzelliges Karzinom: Diese bösartige Erkrankung kann überall im Lungengewebe entstehen. Es neigt dazu, sich schneller zu entwickeln als andere nicht-kleinzellige bösartige Erkrankungen.

ADENOKARZINOM: Diese langsam wachsende Krebsart tritt normalerweise in den Bereichen um die Lunge auf. Es tritt am häufigsten bei Rauchern auf, ist jedoch die häufigste Lungenkrebsart bei Nichtrauchern.

SONSTIGES: Weniger häufige Typen sind pleomorphe, karzinoide Tumore, Speicheldrüsenkarzinome und nicht klassifizierte Karzinome.

KLEINZELLIGER LUNGENKREBS: Dieser aggressive Krebs entsteht im Lungengewebe und kann sich auf andere Körperteile ausbreiten. Es tritt fast ausschließlich bei starken Rauchern auf und macht etwa 10 bis 15 % der Lungenkrebserkrankungen aus. Zu den Subtypen gehören das kleinzellige Karzinom, auch Haferzellkarzinom genannt, und das kombinierte kleinzellige Karzinom.

SYMPTOME VON LUNGENKREBS
Lungenkrebs verursacht im Frühstadium oft keine Symptome und bestimmte Symptome können durch andere Erkrankungen verursacht werden. Lungenkrebs wird gelegentlich nach einer Röntgenaufnahme

des Brustkorbs aufgrund einer anderen Krankheit entdeckt. Sprechen Sie mit Ihrem Arzt, wenn Sie sich Sorgen machen über:

- Beschwerden oder Schmerzen in der Brust
- Knochenbeschwerden
- Ein Husten, der nicht verschwindet oder sich verschlimmert
- Kurzatmigkeit
- Keuchend
- Blut hustete aus der Lunge
- Heiserkeit
- Appetitverlust
- Gewichtsverlust ohne bekannte Ursache
- Starke Müdigkeit
- Kopfschmerzen
- Schluckbeschwerden
- Schwellung der Gesichts- und/oder Halsvenen

LUNGENKREBS-SCREENING

Krebs ist am einfachsten zu behandeln, wenn er frühzeitig diagnostiziert wird. Lungenkrebs kann im Frühstadium schwer zu erkennen sein und es gibt kein systematisches Screening.

Als Reaktion auf einen im Jahr 2010 abgeschlossenen nationalen Lungen-Screening-Versuch erlaubte die Regierung ein jährliches Screening für ausgewählte Personen mit hohem Risiko, die unter Medicare Teil B fallen. Wer für einen LDCT-Scan (Niedrigdosis-Computertomographie) qualifiziert ist, muss:

- Holen Sie die Erlaubnis eines Arztes ein
- 55 bis 77 Jahre alt sein
- Habe keine Hinweise auf Lungenkrebs
- Seien Sie Raucher oder haben Sie in den letzten 15 Jahren mit dem Rauchen aufgehört

- Rauchen Sie seit 30 Jahren mindestens eine Packung pro Tag

Forscher und Anbieter versuchen, eine staatliche Genehmigung zu erhalten, um das Screening auf mehr gefährdete Personen auszudehnen.

STADIERUNG VON LUNGENKREBS
Mithilfe der Stadieneinteilung können Ärzte beurteilen, ob und wie weit der Lungenkrebs fortgeschritten ist. Dies hilft bei der Therapieauswahl. Ihr Pflegeteam wird das Stadium Ihrer Krebserkrankung anhand folgender Kriterien beurteilen:

Die Größe des Primärtumors und ob er sich in angrenzende Bereiche ausgebreitet hat
Ob sich der Krebs auf Lymphknoten ausgebreitet hat
Ob sich der Krebs auf andere Organe oder Körperbereiche ausgebreitet hat
Nicht-kleinzelligem Lungenkrebs:

STUFE I

Der Tumor ist bei seiner maximalen Größe kleiner als 3 cm (mit einer seltenen Ausnahme) und ist nicht in die die Lunge schützenden Membranen gewandert.

STUFE II

Stadium IIA: Der Tumor ist größer als 4 Zentimeter, aber nicht größer als 5 Zentimeter, und der Krebs hat sich nicht auf die Lymphknoten ausgebreitet. Der Krebs hat sich auf den Bronchus (Atemweg, der die Lunge mit der Luftröhre verbindet) und/oder auf eine die Lunge umgebende Membran (Pleura) ausgebreitet und/oder ist mit einer Atelektase (Lungenkollaps) oder einer obstruktiven Pneumonitis (Entzündung) verbunden.

Stufe IIB: Eines davon gilt:
Der Tumor ist nicht größer als 5 cm und die bösartige Erkrankung hat sich auf die umliegenden Lymphknoten auf der gleichen Seite wie der Tumor ausgebreitet. Krebs

befällt den Bronchus und/oder eine die Lunge umgebende Membran und/oder geht mit Atelektase oder obstruktiver Pneumonitis einher.

Der Krebs hat sich nicht auf die Lymphknoten ausgebreitet. Der Tumor ist mehr als 5 Zentimeter, aber nicht größer als 7 Zentimeter, oder der Krebs hat sich auf Folgendes ausgebreitet: eine Brustmembran, eine Brustwand, einen Nerv, der Lunge und Herz verbindet (Nervus phrenicus), oder Gewebe, das das Herz umgibt; oder ein oder mehrere Tumor(en) ist/sind im selben Lappen wie der Primärtumor gewachsen.

STUFE III
Stufe IIIA: Eines davon gilt:
Der Tumor ist nicht größer als 5 Zentimeter und der Krebs ist in benachbarte Lymphknoten auf derselben Seite wie der Tumor oder in Knoten unterhalb der Teilung der Luftröhre (Carina) in die

einzelnen Bronchien (Atemwege von der Lunge zur Luftröhre) gewandert. Krebs kann auch den Bronchus und/oder eine die Lunge umgebende Membran schädigen und/oder mit Atelektase (Lungenkollaps) oder obstruktiver Pneumonitis (Entzündung) einhergehen.

Der Tumor ist mehr als 5 Zentimeter, aber nicht größer als 7 cm, oder die bösartige Erkrankung hat sich auf Folgendes ausgebreitet: Eine Brustmembran, eine Brustwand, einen Nerv zwischen Lunge und Herz (Nervus phrenicus) oder auf Gewebe, das das Herz umgibt; oder es haben sich im selben Lappen wie der Primärtumor ein oder mehrere Tumoren gebildet.

Der Krebs hat die Lymphknoten nicht erreicht oder er muss sich auf benachbarte Lymphknoten auf der gleichen Seite wie der Tumor ausbreiten. Der Tumor ist größer als 7 cm und hat sich auf mindestens ein anderes angrenzendes Organ wie das Herz oder die Luftröhre ausgebreitet.

STUFE IIIB: Eines davon gilt:
Der Krebs hat sich auf die Lymphknoten auf beiden Seiten oder oberhalb des Schlüsselbeins ausgeweitet. Der Tumor ist nicht größer als 5 Zentimeter und Krebs kann auch den Bronchus und/oder eine die Lunge umgebende Membran schädigen und/oder mit Atelektase oder obstruktiver Pneumonitis einhergehen.

Der Tumor ist größer als 5 cm und hat sich bis in benachbarte Organe wie Herz oder Luftröhre ausgebreitet. Der Krebs hat sich zu Lymphknoten entwickelt, die sich ausschließlich auf derselben Seite befinden, oder zu Knoten unterhalb der Stelle, an der sich die Luftröhre in die einzelnen Bronchien teilt.

STUFE IV

Stadium IV bedeutet, dass sich der Lungenkrebs auf mehr als eine Stelle in der anderen Lunge, der Flüssigkeit um die Lunge oder das Herz oder über den Blutkreislauf in entfernte Körperteile ausgebreitet hat. Sobald Krebszellen ins Blut gelangen, kann sich der Krebs überall im Körper ausbreiten.

STUFE IVA: Der Krebs hat sich im Brustkorb ausgebreitet und/oder hat sich auf eine Stelle außerhalb des Brustkorbs ausgebreitet.

STUFE IVB: hat sich außerhalb der Brust auf mehr als eine Stelle in einem Organ oder auf mehr als ein Organ ausgedehnt.

Im Allgemeinen ist eine Operation bei den meisten Lungentumoren im Stadium IIIB, IIIC oder IV keine Option. Es kann schwierig sein, Lungenkrebs zu entfernen, der in die Lymphknoten über dem

Schlüsselbein oder in wichtige Gewebe im Brustkorb gewandert ist.

Dazu gehören das Herz, die großen Blutarterien oder die primären Atemschläuche, die zur Lunge führen. In diesen Fällen wird der Arzt sorgfältig prüfen, ob eine Operation möglich ist, oder alternative Behandlungsmöglichkeiten anbieten.

Eine Operation ist in der Regel nicht indiziert, wenn der Tumor nicht vollständig entfernt werden kann. Aber für bestimmte Personen mit Lungenkrebs im Stadium IV, die gut auf die Behandlung ansprechen, kann eine Operation und/oder Strahlentherapie empfohlen werden, um die verbleibenden Krebsherde zu behandeln.

ARTEN DER BEHANDLUNG
Lungenkrebs wird auf unterschiedliche Weise behandelt, je nachdem, um welche

Art von Lungenkrebs es sich handelt und wie weit er fortgeschritten ist. Menschen mit nichtkleinzelligem Lungenkrebs können mit einer Operation, Chemotherapie, Strahlentherapie, gezielter Therapie oder einer Kombination dieser Therapien behandelt werden. Menschen mit kleinzelligem Lungenkrebs werden häufig mit Strahlenbehandlung und Chemotherapie behandelt.

OPERATION. Ein Verfahren, bei dem Chirurgen Krebsgewebe entfernen.

CHEMOTHERAPIE. Verwendung bestimmter Medikamente, um den Krebs zu verkleinern oder zu zerstören. Bei den Medikamenten kann es sich um Tabletten handeln, die Sie schlucken, um Behandlungen, die in Ihre Venen verabreicht werden, oder gelegentlich um beides.

STRAHLENTHERAPIE. Einsatz energiereicher Strahlung (ähnlich

Röntgenstrahlen) zur Beseitigung des Krebses.

GEZIELTE BEHANDLUNG
Einsatz von Medikamenten, um die Entstehung und Ausbreitung von Krebszellen zu verhindern. Bei den Medikamenten kann es sich um Tabletten handeln, die Sie einnehmen, oder um Medikamente, die in Ihre Venen verabreicht werden. Bevor diese Behandlung zum Einsatz kommt, werden Tests durchgeführt, um zu prüfen, ob eine gezielte Therapie für Ihre Krebsart geeignet ist.

Bei der Behandlung von Lungenkrebs arbeiten Ärzte verschiedener Fachrichtungen häufig zusammen. Pneumologen sind Ärzte, die auf Erkrankungen der Lunge spezialisiert sind. Chirurgen sind Ärzte, die Operationen durchführen. Thoraxchirurgen sind auf Brust-, Herz- und Lungenchirurgie spezialisiert.

Medizinische Onkologen sind Ärzte, die Krebs mit Medikamenten behandeln. Radioonkologen sind Ärzte, die Krebserkrankungen mit Strahlung behandeln.
Komplementärmedizin wird ergänzend zu regulären Therapien eingesetzt. Beispiele hierfür sind Akupunktur, Nahrungsergänzungsmittel, Massagebehandlungen, Hypnose und Meditation.

Alternativmedizin wird anstelle traditioneller Therapien eingesetzt. Beispiele hierfür sind maßgeschneiderte Diäten, Megadosis-Vitamine, pflanzliche Heilmittel, spezielle Tees und Magnetbehandlungen.

Viele Formen der Komplementär- und Alternativmedizin wurden nicht wissenschaftlich getestet und sind möglicherweise nicht sicher. Sprechen Sie mit Ihrem Arzt über die Gefahren und

Vorteile, bevor Sie mit der Einnahme von Zusatz- oder Alternativmedikamenten beginnen.

WELCHE BEHANDLUNG IST DIE RICHTIGE FÜR MICH?

Die Auswahl der für Sie geeigneten Therapie kann kompliziert sein. Sprechen Sie mit Ihrem Krebsarzt über die verfügbaren Behandlungsmöglichkeiten für Ihre Krebsart und Ihr Krebsstadium. Ihr Arzt kann die Risiken und Vorteile jeder Therapie sowie deren Nebenwirkungen besprechen. Nebenwirkungen sind die Art und Weise, wie Ihr Körper auf Medikamente oder andere Therapien reagiert.

Manchmal holen Patienten die Meinung von mehr als einem Krebsarzt ein. Dies wird als „zweite Meinung" bezeichnet. Das Einholen einer zweiten Meinung kann Ihnen dabei helfen, die für Sie geeignete Therapie auszuwählen.

KAPITEL 2

Missverständnisse/Mythen über Lungenkrebs ausräumen

Lungenkrebs ist eine komplexe und tödliche Krankheit, von der weltweit Millionen Menschen betroffen sind. Mit über 1,8 Millionen gemeldeten Todesfällen pro Jahr ist es weltweit die häufigste Krebstodesursache.

Trotz umfangreicher Forschung und Bemühungen im Bereich der öffentlichen Gesundheit gibt es in der Populärkultur immer noch viele Mythen und Missverständnisse rund um Lungenkrebs. Diese Mythen können zu Verwirrung und Angst führen und Menschen sogar davon abhalten, rechtzeitig medizinische Hilfe in Anspruch zu nehmen.

In diesem Kapitel werden wir einige der häufigsten Mythen und Fakten rund um Lungenkrebs untersuchen.

Indem wir diese Mythen entlarven und genaue Informationen bereitstellen, hoffen wir, Einzelpersonen in die Lage zu versetzen, fundierte Entscheidungen über ihre Gesundheit zu treffen und die mit Lungenkrebs verbundene Stigmatisierung zu verringern.

FALSCHE EINSTELLUNG: Nur Raucher sind anfällig für Lungenkrebs.

FAKT : Rauchen ist ein erheblicher Risikofaktor für Lungenkrebs, aber nicht der einzige. Das Risiko, an dieser Krankheit zu erkranken, kann auch durch die Belastung durch Luftverschmutzung, bestimmte Chemikalien und Substanzen sowie durch Passivrauchen erhöht werden.

FALSCHE EINSTELLUNG : Lungenkrebs betrifft nur ältere Menschen.

FAKT: Obwohl das Lungenkrebsrisiko mit zunehmendem Alter steigt, kann es jeden in jedem Alter treffen, auch Teenager und sogar kleine Kinder.

FALSCHE VORSTELLUNG: Lungenkrebssymptome sind normalerweise sichtbar.

FAKT: Im Anfangsstadium der Erkrankung zeigen viele Menschen mit Lungenkrebs keine Symptome. Wenn Symptome auftreten, können sie verschwommen sein und leicht mit denen anderer Krankheiten, einschließlich Grippe oder Erkältung, verwechselt werden.

FALSCHE VORSTELLUNG: Lungenkrebs kann auf einer Röntgenaufnahme des Brustkorbs gesehen werden.

FAKT: Eine Röntgenaufnahme des Brustkorbs kann ein abnormales Wachstum oder eine Masse in der Lunge erkennen lassen, es fehlt jedoch die Empfindlichkeit, um Lungenkrebs im Frühstadium zu erkennen. Typischerweise ist für die Diagnose von Lungenkrebs eine Bronchoskopie oder ein CT-Scan erforderlich.

FALSCHE EINSTELLUNG: Chemotherapie ist ein Muss für die Behandlung von Lungenkrebs.
FAKT: Die Art der Therapie, die ein Patient mit Lungenkrebs erhält, wird von einer Reihe von Variablen bestimmt, wie zum Beispiel dem Krankheitsstadium und dem Allgemeinzustand des Patienten. Unter bestimmten Umständen kann eine Chemotherapie empfohlen werden, obwohl eine Operation oder Strahlentherapie ebenso sinnvolle Optionen sind.

FALSCHE EINSTELLUNG: Die Diagnose Lungenkrebs ist immer tödlich.
FAKT: Obwohl Lungenkrebs eine schwere und möglicherweise tödliche Erkrankung sein kann, können viele Patienten wirksam

behandelt werden. Die Wahrscheinlichkeit eines günstigen Ergebnisses steigt, je früher der Krebs entdeckt wird.

FALSCHE EINSTELLUNG: Es ist unmöglich, Lungenkrebs vorzubeugen.
FAKT: Die Vermeidung anerkannter Risikofaktoren wie Rauchen, Passivrauchen und bestimmte Chemikalien ist der beste Ansatz zur Vorbeugung von Lungenkrebs. Sie können Ihr Risiko weiter reduzieren, indem Sie sich nahrhaft ernähren, regelmäßig Sport treiben und Ihre Belastung durch Luftverschmutzung begrenzen.

Missverständnis: Lungenkrebs ist alle gleich.
FAKT: Es gibt verschiedene Arten von Lungenkrebs, jede mit einzigartigen Merkmalen und verfügbaren Therapien. Nichtkleinzelliger Lungenkrebs und kleinzelliger Lungenkrebs sind die beiden häufigsten Lungenkrebsarten.

FALSCHE EINSTELLUNG : Wenn Ihnen gesagt wird, Sie hätten Lungenkrebs, müssen Sie mit der Arbeit aufhören.

FAKT: Viele Lungenkrebspatienten können während der Behandlung weiterarbeiten. Der allgemeine Gesundheitszustand des Einzelnen und die Art der Therapie, die er erhält, entscheiden darüber, ob er sich entscheidet, weiter zu arbeiten.

FALSCHE EINSTELLUNG: Lungenkrebs wird nicht vererbt.

FAKT: Ein kleiner Teil der Fälle von Lungenkrebs wird durch vererbte genetische Anomalien verursacht, obwohl die meisten Fälle nicht erblich bedingt sind. Das Risiko, an dieser Krankheit zu erkranken, ist möglicherweise höher, wenn in Ihrer Familie Lungenkrebs aufgetreten ist.

FALSCHE VORSTELLUNG: Nach der Diagnose Lungenkrebs ist eine Person nicht mehr in der Lage zu rauchen.

FAKT : Wenn Sie nach Erhalt der Lungenkrebsdiagnose so schnell wie möglich mit dem Rauchen aufhören, können Sie Ihre Chancen auf eine gute Genesung erhöhen und das Risiko eines Wiederauftretens der Krankheit senken.

FALSCHE EINSTELLUNG: Lungenkrebs betrifft nur Raucher.

FAKT: Während Rauchen die Hauptursache für Lungenkrebs ist, spielen auch andere Faktoren eine Rolle. Das Risiko, an dieser Krankheit zu erkranken, kann auch durch die Belastung durch Luftverschmutzung, bestimmte Chemikalien und Substanzen sowie durch Passivrauchen erhöht werden.

FALSCHE VORSTELLUNG: Lungenkrebs wird normalerweise durch Husten angezeigt.

FAKT: Husten ist ein häufiger Indikator für zahlreiche Atemwegserkrankungen und weist nicht zwangsläufig auf Lungenkrebs hin.

Missverständnis: Wenn Sie jahrelang geraucht haben, ist es zu spät.

FAKT: Das Aufhören hat praktisch sofortige Vorteile. Ihre Lungenfunktion wird effektiver und Ihre Durchblutung verbessert sich. Ihr Risiko, an Lungenkrebs zu erkranken, nimmt allmählich ab. Im Vergleich zu Personen, die weiterhin rauchen, verringert sich das Risiko, mit dem Rauchen aufzuhören, nach zehn Jahren um 50 %.

Missverständnis: Normale Zigaretten sind sicherer als Zigaretten mit niedrigem Teergehalt oder „Light"-Zigaretten

FAKT: Sie bergen die gleiche Gefahr. Vermeiden Sie außerdem Menthol: Menthol-Zigaretten können laut einigen Studien schädlicher sein und es schwieriger machen, mit dem Rauchen aufzuhören. Manche Menschen empfinden das Kältegefühl als Ursache dafür, dass sie tiefer einatmen.

Missverständnis: Es ist in Ordnung, Gras zu rauchen

FAKT: Der Konsum von Marihuana erhöht das Risiko, an Lungenkrebs zu erkranken. Mehrere Marihuanakonsumenten rauchen auch Zigaretten. Laut mehreren Studien kann das Risiko, an Lungenkrebs zu erkranken, erhöht sein, wenn man beides tut.

FALSCHE EINSTELLUNG: Antioxidative Nahrungsergänzungsmittel schützen Sie

FAKT: Als Wissenschaftler diese Nahrungsergänzungsmittel untersuchten, stellten sie überraschenderweise fest, dass Raucher, die Beta-Carotin einnahmen, ein höheres Risiko hatten, an Lungenkrebs zu erkranken. Konsultieren Sie vorher Ihren Arzt. Antioxidantien aus Obst und Gemüse sind in Ordnung.

Missverständnis: Das Rauchen von Zigaretten und Pfeifen ist kein Problem

FAKT: Sie erhöhen Ihr Risiko, an Lungen-, Speiseröhren-, Mund- und Rachenkrebs zu erkranken. Herz- und Lungenerkrankungen treten bei Zigarrenrauchern weitaus häufiger auf.

Missverständnis: Das einzige Risiko geht vom Rauchen aus
FAKT : Es gibt noch andere, aber es ist das größte. Ein geruchloses radioaktives Gas namens Radon ist die zweithäufigste Ursache für Lungenkrebs. Da es von Gestein und Boden emittiert wird, kann es in Häuser und andere Bauwerke eindringen. Sie können Ihre Wohnung oder Ihren Arbeitsplatz überprüfen. Für Einzelheiten wenden Sie sich bitte an die Gesundheitsbehörde in Ihrem Bundesstaat oder Kreis.

Missverständnis: Talkumpuder ist das Problem
FAKT: Es gibt keine schlüssigen Beweise dafür, dass das versehentliche Einatmen von

Talkumpuder Lungenkrebs verursacht. Die Wahrscheinlichkeit, an der Krankheit zu erkranken, ist bei Personen höher, die mit anderen Chemikalien wie Asbest und Vinylchlorid umgehen.

Missverständnis: Es ist sinnlos, mit dem Rauchen aufzuhören, wenn man Lungenkrebs hat.

FAKT: Wenn Sie aufhören, könnten Ihre Medikamente wirksamer wirken und Ihre Nebenwirkungen könnten weniger schwerwiegend sein. Ex-Raucher erholen sich außerdem schneller von einer Operation als aktuelle Raucher. Es ist weniger wahrscheinlich, dass Sie heiser werden, wenn Sie nicht rauchen, wenn Sie eine Strahlentherapie wegen Kehlkopfkrebs benötigen. Und in anderen Situationen verringert das Aufgeben das Risiko, dass sich ein zweiter Krebs entwickelt.

Missverständnis: Bewegung hat keinen Einfluss auf Ihr Risiko.

FAKT: Studien deuten darauf hin, dass Menschen, die sich regelmäßig körperlich betätigen, möglicherweise ein geringeres Risiko haben, an Lungenkrebs zu erkranken. Sport verbessert außerdem die Lungenfunktion und senkt das Risiko für Herzinfarkte, Schlaganfälle und andere schwere Erkrankungen.

FALSCHE EINSTELLUNG: Luftverschmutzung ist kein Faktor, der dazu beiträgt

FAKT : Obwohl Luftverschmutzung ebenfalls ein gefährlicher Faktor ist, ist Tabak bei weitem die größte Sorge. Lungenkrebs tritt häufiger bei Menschen auf, die an Orten leben, an denen es viele davon gibt, als bei Menschen, an denen dies nicht der Fall ist.

Obwohl die Luftverschmutzung in vielen amerikanischen Städten in letzter Zeit zurückgegangen ist, sind in anderen Regionen der Welt immer noch gefährlich hohe Werte zu verzeichnen.

KAPITEL 3

Tipps zur Bewältigung von Lungenkrebs

Schreiben Sie Ihre Fragen und Sorgen auf.
Bringen Sie sie mit, wenn Sie Ihren Arzt
aufsuchen.
Sie fragen sich vielleicht:

- Welche Art von Krebs habe ich?
- Wo ist der Krebs?
- Hat es sich ausgebreitet?
- Kann mein Krebs behandelt werden?
- Wie groß ist die Chance, dass mein Krebs geheilt wird?
- Welche weiteren Tests oder Behandlungen benötige ich?
- Welche Therapiemöglichkeiten habe ich?
- Wie würde mir die Therapie helfen?
- Was kann ich während der Behandlung erwarten?
- Welche Nebenwirkungen hat die Behandlung?
- Wann sollte ich meinen Arzt kontaktieren?

- Was kann ich tun, um zu verhindern, dass mein Krebs erneut auftritt?
- Wie wahrscheinlich ist es, dass meine Kinder oder andere Familienmitglieder an Krebs erkranken?
- Was passiert, wenn ich keine Behandlung erhalte?

Überlegen Sie, wie viel Sie über Ihre Krebserkrankung wissen möchten. Manche Leute wollen alle Daten und Details. Dies ermöglicht es ihnen, Teil des Entscheidungsprozesses zu sein. Andere ziehen es vor, das Wesentliche zu verstehen und Einzelheiten und Entscheidungen ihren medizinischen Fachkräften zu überlassen. Überlegen Sie, was für Sie am besten funktioniert. Teilen Sie Ihrem Gesundheitsteam mit, was Sie möchten.

Halten Sie die Kommunikationswege offen

Führen Sie ehrliche, wechselseitige Gespräche mit Ihren Lieben, medizinischem Fachpersonal und anderen. Möglicherweise fühlen Sie sich allein, wenn andere versuchen, Sie vor schrecklichen Nachrichten zu schützen, indem sie nicht darüber sprechen.

Oder Sie fühlen sich allein oder weniger unterstützt, wenn Sie versuchen, stark zu wirken und Ihre Gedanken nicht mitzuteilen. Wenn Sie und andere Ihre tatsächlichen Gefühle offenbaren, können Sie sich gegenseitig unterstützen und unterstützen.

Mögliche physische Veränderungen antizipieren

Der ideale Zeitpunkt, sich auf Veränderungen in Ihrem Körper vorzubereiten, ist kurz nach Ihrer Krebsdiagnose und vor Beginn der Behandlung. Bereiten Sie sich jetzt vor, damit Sie danach alles meistern können.

Fragen Sie Ihren Arzt, was sich ändern kann. Medikamente können zu Haarausfall führen. Ratschläge von Spezialisten zu Kleidung, Kosmetik, Perücken und Haarteilen können dazu beitragen, dass Sie sich wohler und attraktiver fühlen. Eine Versicherung hilft in der Regel bei der Bezahlung von Perücken und anderer Ausrüstung, die Ihnen bei der Anpassung hilft.

Erwägen Sie den Beitritt zu einer Krebs-Selbsthilfegruppe. Mitglieder können Vorschläge machen, die ihnen und anderen geholfen haben.

Bedenken Sie auch, wie sich die Therapie auf Ihren Alltag auswirkt. Fragen Sie Ihren Arzt, ob Sie Ihren normalen Alltag wieder aufnehmen können. Möglicherweise müssen Sie einige Zeit im Krankenhaus verbringen oder häufig einen Arzt aufsuchen. Wenn Ihre Behandlung es Ihnen erschwert, Ihre alltäglichen Aufgaben zu erledigen, treffen Sie entsprechende Vorkehrungen.

Planen Sie im Voraus für Ihr Geld
Finden Sie heraus, wer die grundlegenden Aufgaben zu Hause übernimmt. Wenn Sie Haustiere haben, bitten Sie jemanden, sich um sie zu kümmern.

PFLEGEN SIE EINEN GESUNDEN LEBENSSTIL

Ein gesunder Lebensstil kann Ihr Energieniveau steigern. Wählen Sie eine nahrhafte Ernährung. Gönnen Sie sich ausreichend Ruhe. Diese Empfehlungen helfen Ihnen, mit dem Stress und der Müdigkeit der Krankheit und ihrer Behandlung umzugehen.

Wenn möglich, legen Sie einen regelmäßigen Tagesplan fest. Nehmen Sie sich jeden Tag Zeit für Bewegung, ausreichend Schlaf und Essen.
Auch Bewegung und die Teilnahme an Aktivitäten, die Ihnen gefallen, können hilfreich sein. Menschen, die sich während

der Therapie körperlich betätigen, kommen nicht nur besser mit Nebenwirkungen zurecht, sondern können auch länger leben.

LASSEN SIE SICH VON FREUNDEN UND FAMILIE HELFEN

Ihre Freunde und Verwandten können Besorgungen erledigen, Sie zu Terminen transportieren, Mahlzeiten zubereiten und Ihnen bei den Hausaufgaben helfen. Dies könnte Menschen, denen Sie am Herzen liegen, eine Möglichkeit bieten, Ihnen in einer schwierigen Zeit zu helfen.

Überzeugen Sie auch Ihre Familie davon, bei Bedarf Hilfe anzunehmen. Eine Krebsdiagnose hat Auswirkungen auf die ganze Familie. Es verursacht auch Stress, insbesondere für diejenigen, die sich um Sie kümmern. Wenn Sie Nachbarn oder Freunde beim Essen oder bei der Hausarbeit unterstützen, können Sie Ihren Liebsten helfen, sich nicht zu ermüden.

Überprüfen Sie Ihre Ziele und Prioritäten

Finden Sie heraus, was in Ihrem Leben wirklich wichtig ist. Nehmen Sie sich Zeit für die Dinge, die Ihnen am wichtigsten sind und Ihnen den größten Sinn bieten. Überprüfen Sie Ihren Zeitplan und sagen Sie Veranstaltungen ab, die Ihren Zielen nicht entsprechen.

Versuchen Sie, gegenüber Ihren Lieben transparent zu sein

Teilen Sie Ihre Ansichten und Gefühle mit ihnen. Krebs wirkt sich auf alle Ihre Verbindungen aus. Kommunikation kann dazu beitragen, die Sorgen und Ängste zu lindern, die eine Krebserkrankung mit sich bringen könnte.

Versuchen Sie, Ihren Lebensstil beizubehalten

Behalten Sie Ihren Lebensstil bei, aber seien Sie offen für Änderungen. Nehmen Sie sich jeweils einen Tag Zeit. In stressigen

Situationen vergisst man dies leicht. Wenn die Zukunft nicht bekannt ist, scheinen Organisation und Vorbereitung plötzlich zu viel Arbeit zu sein.

Überlegen Sie, wie sich Ihre Diagnose auf Ihre Finanzen auswirkt

Nach einer Krebsdiagnose können sich viele unvorhergesehene finanzielle Sorgen entwickeln. Ihre Therapie kann eine Abwesenheit von der Arbeit oder zu Hause erfordern. Berücksichtigen Sie die Preise für Medikamente, medizinische Geräte, Fahrtkosten für Behandlungen und Parkgebühren im Krankenhaus.

Viele Kliniken und Krankenhäuser führen Listen mit Ressourcen, um Sie während und nach Ihrer Krebsbehandlung finanziell zu unterstützen. Sprechen Sie mit Ihrem Gesundheitsteam über Ihre Alternativen. **Zu den zu stellenden Fragen gehören:**

- Muss ich mir eine Auszeit von der Arbeit nehmen? Was passiert mit meinen Leistungen, wenn ich das tue?
- Müssen sich meine Freunde und Verwandten eine Auszeit von der Arbeit nehmen, um bei mir zu sein?
- Zahlt meine Versicherung diese Behandlungen?
- Übernimmt meine Versicherung die Kosten für Medikamente?
- Wie viel muss ich bezahlen?
- Wenn die Versicherung meine Therapie nicht bezahlt, gibt es Organisationen, die helfen können?
- Habe ich Anspruch auf Invaliditätsleistungen?
- Wie wirkt sich meine Diagnose auf meine Lebensversicherung aus?
- An wen kann ich mich wenden, um zu besprechen, was meine Versicherung abdeckt?

SPRECHEN SIE MIT ANDEREN KREBSPERSONEN

Für Personen, die noch nie an Krebs erkrankt sind, kann es schwierig sein, zu verstehen, wie Sie sich fühlen. Es kann hilfreich sein, mit Leuten zu chatten, die in Ihrer Situation waren. Andere Krebsüberlebende können ihre Geschichten erzählen. Sie können Ihnen sagen, was Sie während der Therapie zu erwarten haben.

Sprechen Sie mit einem Freund oder Familienmitglied, der an Krebs erkrankt ist. Oder vernetzen Sie sich über Selbsthilfegruppen mit anderen Krebsüberlebenden. Fragen Sie Ihren Arzt nach Selbsthilfegruppen in Ihrer Region. Sie können sich an Ihre örtliche Zweigstelle der American Cancer Society wenden. Auch Online-Foren bringen Krebsüberlebende zusammen.

Wenden Sie sich an Freunde oder Nachbarn, die an einer schrecklichen Krankheit gelitten haben. Fragen Sie sie, wie sie diese herausfordernden Situationen gemeistert haben.

BEKÄMPFEN SIE STIGMAS

Einige uralte Stigmatisierungen im Zusammenhang mit Krebs bestehen immer noch fort. Ihre Freunde fragen Sie vielleicht, ob Ihr Krebs ansteckend ist. Kollegen vermuten möglicherweise, dass es Ihnen gut genug geht, um Ihren Job auszuführen. Manche meiden Sie möglicherweise, weil sie Angst haben, das Falsche zu sagen. Viele Menschen werden Fragen und Sorgen haben.

Bestimmen Sie, wie Sie mit Menschen umgehen. Im Allgemeinen werden die Leute folgen, was Sie tun. Erinnern Sie Ihre Freunde daran, dass Krebs ihnen keine Angst machen sollte, in Ihrer Nähe zu sein.

ENTWICKELN SIE IHRE EIGENEN WEGE ZUM UMGANG MIT KREBS

So unterschiedlich die Krebsbehandlung bei jedem Menschen ist, so unterschiedlich sind auch die Methoden zur Krebsbewältigung. Ideen zum Ausprobieren:

- Üben Sie Entspannungstechniken.
- Teilen Sie Ihre Gefühle ehrlich mit Familie, Freunden, einem spirituellen Berater oder einem Berater.
- Führen Sie ein Tagebuch, um Ihre Ideen zu ordnen.
- Wenn Sie vor einer schwierigen Entscheidung stehen, listen Sie die Vor- und Nachteile jeder Option auf.
- Finden Sie eine Quelle spiritueller Unterstützung.
- Nehmen Sie sich Zeit, um allein zu sein.
- Bleiben Sie so weit wie möglich mit Arbeit und Freizeitaktivitäten verbunden.
- Seien Sie bereit, Nein zu sagen. Dies ist die Zeit, sich auf Sie zu konzentrieren.

Was Ihnen vor Ihrer Krebsdiagnose durch schwere Zeiten geholfen hat, wird Ihnen heute helfen, Ihre Ängste zu lindern. Dies kann ein enger Freund, ein religiöser Führer oder ein Lieblingshobby sein. Wenden Sie sich diesen Freuden sofort zu. Seien Sie außerdem offen dafür, verschiedene Ansätze zur Bewältigung Ihrer Krebserkrankung zu finden.

FRAGEN, DIE MENSCHEN MIT LUNGENKREBS IHREM ÄRZTEN STELLEN KÖNNEN

- Was ist Lungenkrebs und was verursacht ihn?
- Was sind die Risikofaktoren für Lungenkrebs?
- Welche verschiedenen Arten von Lungenkrebs gibt es?
- Wie wird Lungenkrebs diagnostiziert?
- Welche Tests benötige ich, um meinen Lungenkrebs zu diagnostizieren?

- In welchem Stadium befindet sich mein Lungenkrebs und was bedeutet das?
- Welche Behandlungsmöglichkeiten habe ich bei Lungenkrebs?
- Was sind die Vorteile und Risiken jeder Behandlungsoption?
- Welche Behandlung empfehlen Sie mir und warum?
- Wie lange wird die Behandlung dauern?
- Muss ich zur Behandlung ins Krankenhaus eingeliefert werden?
- Welche Nebenwirkungen kann die Behandlung haben?
- Wie kann ich mit den Nebenwirkungen der Behandlung umgehen?
- Wird meine Lungenkrebsbehandlung meine Lebensqualität beeinträchtigen?
- Kann ich während der Behandlung weiter arbeiten?

- Wie ist die Prognose für meinen Lungenkrebs?
- Wie wahrscheinlich ist es, dass mein Lungenkrebs nach der Behandlung wieder auftritt?
- Wie sieht der Nachsorgeplan nach der Behandlung aus?
- Wie hoch sind die Überlebenschancen bei Lungenkrebs?
- Wie wird sich meine Lungenkrebsbehandlung auf mein tägliches Leben auswirken?
- Kann ich während der Behandlung trotzdem Sport treiben und körperlich aktiv sein?
- Kann ich während der Behandlung reisen?
- Darf ich während der Behandlung weiterhin Auto fahren?
- Kann ich während der Behandlung weiterhin meine Lieblingsspeisen essen?

- Wie wirkt sich meine Lungenkrebsbehandlung auf meine Schlaffähigkeit aus?
- Muss ich während der Behandlung andere Gesundheitsdienstleister aufsuchen?
- Muss ich während der Behandlung Medikamente einnehmen?
- Was passiert, wenn ich eine Behandlung verpasse?
- Kann ich mich zu Hause behandeln lassen?
- Was ist Palliativpflege und brauche ich sie?
- Wie kann ich meinen Stress und meine Ängste während der Behandlung bewältigen?
- Beeinträchtigt mein Lungenkrebs meine Fähigkeit, Kinder zu bekommen oder eine Familie zu gründen?
- Darf ich während der Behandlung trotzdem Alkohol trinken?

- Was soll ich tun, wenn ich während der Behandlung Schmerzen verspüre?
- Kann ich während der Behandlung ergänzende oder alternative Therapien erhalten?
- Wie kann ich mit meiner Familie und meinen Freunden über meine Lungenkrebsdiagnose sprechen?
- Stehen mir Selbsthilfegruppen oder Ressourcen zur Verfügung?
- Kann ich während der Behandlung weiterhin meinen Hobbys und Interessen nachgehen?
- Kann ich während der Behandlung trotzdem Sex haben?
- Was soll ich tun, wenn ich während der Behandlung Atembeschwerden habe?
- Kann ich mich während der Behandlung trotzdem impfen lassen?
- Kann ich während der Behandlung trotzdem öffentliche Orte wie Restaurants und Theater besuchen?

- Beeinträchtigt mein Lungenkrebs langfristig meine Reisefähigkeit?
- Was soll ich tun, wenn ich während der Behandlung Fieber habe?
- Wie kann ich meine Finanzen während der Behandlung verwalten?
- Wird meine Lungenkrebsbehandlung von der Versicherung übernommen?
- Kann ich mich bei Bedarf in einer anderen Gesundheitseinrichtung behandeln lassen?
- Wie kann ich meine Ernährung während der Behandlung steuern?
- Was soll ich tun, wenn ich während der Behandlung Übelkeit oder Erbrechen verspüre?
- Kann ich während einer Lungenkrebsbehandlung trotzdem eine zahnärztliche Behandlung erhalten?
- Wie kann ich meine geistige Gesundheit während der Behandlung erhalten?

- Darf ich während der Lungenkrebsbehandlung weiterhin rauchen oder Tabak konsumieren?
- Wird sich meine Lungenkrebsbehandlung auf meine Fähigkeit auswirken, mich in Zukunft einer Operation oder anderen Eingriffen zu unterziehen?
- Kann ich trotzdem eine Strahlentherapie erhalten, wenn ich einen Herzschrittmacher oder ein anderes implantierbares Gerät trage?
- Kann ich trotzdem eine Immuntherapie erhalten, wenn ich eine Vorgeschichte von Autoimmunerkrankungen habe?
- Was soll ich tun, wenn während der Behandlung Blutungen auftreten?
- Kann ich trotzdem eine Chemotherapie erhalten, wenn ich eine Vorgeschichte von Herzerkrankungen habe?
- Kann ich trotzdem eine gezielte Therapie erhalten, wenn ich eine

Lebererkrankung in der Vorgeschichte habe?

- Was soll ich tun, wenn ich während der Behandlung Schwindel oder Benommenheit verspüre?
- Kann ich mich trotzdem behandeln lassen?

KAPITEL 4

<u>Alternative Behandlungen, die helfen könnten</u>

Was ist eine integrierte Lungenkrebsbehandlung?

Integrative komplementäre und alternative Medizin (CAM)-Behandlungen können eingesetzt werden, um die Symptome von Lungenkrebs und die Nebenwirkungen der Lungenkrebstherapie zu behandeln. Diese Behandlungen sind jedoch nicht als eigenständige Heilmittel konzipiert. Menschen können sie verwenden, um sich während und nach herkömmlichen Krebsbehandlungen besser zu fühlen.

Es gibt nicht viele unterstützende Beweise und die Ansichten über den Nutzen der CAM-Therapie sind geteilt. Allerdings haben viele Menschen mit der Anwendung von

CAM-Behandlungen bei der Behandlung von Lungenkrebs Erfolg gehabt.

ALTERNATIVE BEHANDLUNGEN, DIE HELFEN KÖNNTEN

Nach Angaben des National Center for Complementary and Integrative Health gibt es einige wissenschaftliche Beweise, die die Sicherheit und Wirksamkeit mehrerer alternativer Arzneimittel belegen. Es gibt aber auch zahlreiche ungelöste Fragen.

Antworten darauf, wie die Therapien funktionieren, ob sie sicher sind und ob die Behauptungen über sie wahr sind, sind häufig rar oder nicht vertrauenswürdig.
Fragen Sie Ihren Arzt, bevor Sie alternative Therapien anwenden, um sicherzustellen, dass die von Ihnen gewählten Lösungen gut für Sie sind.

AKUPUNKTUR

Akupunktur ist eine traditionelle chinesische Medizin. Es basiert auf der

Stimulation bestimmter Körperstellen mit extrem feinen Nadeln. Ziel dieser Therapie ist es, den normalen Energiefluss im Körper wiederherzustellen. Als Hauptursache für Krankheiten gilt eine Disharmonie der Energie.

Fast alle Menschen mit Lungenkrebs leiden unter Symptomen, die mit ihrer Erkrankung oder Therapie zusammenhängen. Zu den typischen Symptomen gehören:

- Angst
- Brechreiz
- Schmerz
- Depression
- schlechtes Wohlbefinden

Akupunktur kann bei der Kontrolle von Übelkeit und Erbrechen im Zusammenhang mit einer Chemotherapie hilfreich sein. Es kann auch dabei helfen, Schmerzen nach einer Operation zu lindern.

AROMATHERAPIE

Bei der Aromatherapie werden ätherische Öle eingesetzt, um den Teil des Gehirns zu aktivieren, der die Stimmung beeinflusst. Die vertrauenswürdige Quelle des National Cancer Institute gibt an, dass Untersuchungen darauf hindeuten, dass ätherische Öle krankheitsbekämpfende Eigenschaften haben.

Ätherische Öle bieten auch entspannende oder belebende Eigenschaften. Studien haben gezeigt, dass ätherische Öle das geistige und emotionale Wohlbefinden steigern können, indem sie die folgenden Symptome lindern:

- Stress
- Depression
- Schmerz
- Brechreiz

Zu den weit verbreiteten ätherischen Ölen gehören:
Lavendel, der Gelassenheit fördert

Weihrauch, der meditativ ist, Jasmin, der erhebend ist, Pfefferminze, der Krankheiten heilt
Rosmarin, der bei Schmerzen und Verstopfung hilft
Eine vertrauenswürdige Studie zeigte, dass ätherisches Thymianöl im Labor mehrere Krebszellen, einschließlich Lungenkrebszellen, abtöten kann.

Fügen Sie dem Jojobaöl ein paar Tropfen ätherisches Öl hinzu und tragen Sie es auf Druckstellen wie Handgelenke, Hals und hinter den Ohren auf. Sie können auch einen Tropfen zu Ihrem bevorzugten Gesichtsreiniger oder 4 bis 5 Tropfen zu einem beruhigenden Bad hinzufügen.

Kräuterergänzungsmittel
In China werden traditionell mehr als 133 pflanzliche Nahrungsergänzungsmittel zur Behandlung von Lungenkrebs eingesetzt. Diese Nahrungsergänzungsmittel werden

bei traditionellen Therapien wie der Chemotherapie eingesetzt.

Man geht davon aus, dass einige Vitamine die Symptome von Lungenkrebs und die Nebenwirkungen einer Therapie lindern können. Und dass es sogar Krebszellen zerstören kann.

Zu den am häufigsten verwendeten pflanzlichen Nahrungsergänzungsmitteln gehören:
ASTRAGALUS: hilft, das Immunsystem zu stimulieren, reduziert die Tumorentwicklung, stoppt die Tumorausbreitung und kann die Wirksamkeit von Chemotherapie-Behandlungen erhöhen

NAN SHA SHEN (Amerikanische Silvertop-Wurzel): dient als Antibiotikum, das häufig zur Behandlung von trockenem Husten eingesetzt wird und Entzündungen, Gewebedurchlässigkeit und Krebs senkt

-fördernde Substanzen im Körper

GAN CAO (Süßholzwurzel): gilt als schleimlösend, regt die Schleimproduktion an und wird häufig zur Behandlung von Husten und Atemnot empfohlen

PORIA (fu ling): Wirkt als Diuretikum bei Ödemen (Flüssigkeitsansammlung unter der Haut), verringert den Schleim und hilft bei Schlaflosigkeitspatienten beim Schlafen.

OLDENLANDIA   DIFFUSA (Schlangennadelgras):   soll Lungenkrebszellen zerstören
Spargelwurzel: soll Lungenkrebszellen zerstören und deren Entstehung verhindern

Normalerweise ist es nicht gefährlich, pflanzliche Nahrungsergänzungsmittel zusammen mit Ihren Standardtherapien gegen Lungenkrebs zu verwenden.
Unter anderen Umständen können Kräuter jedoch schwerwiegende Nebenwirkungen

oder Schwierigkeiten hervorrufen. Es ist immer wichtig, Ihren Arzt zu konsultieren, bevor Sie pflanzliche Heilmittel oder Nahrungsergänzungsmittel einnehmen.

MASSAGE
Eine Massage kann Beschwerden lindern und zur Entspannung führen. Massagetherapeuten üben mit ihren Händen oder Füßen Druck aus, um verspannte Muskeln zu entspannen und Schmerzen und Verspannungen zu lindern. Menschen mit Lungenkrebs verspüren normalerweise Schmerzen in den Nerven oder Muskeln in den folgenden Bereichen:

- Brust
- Nacken
- oberen Rücken
- Schultern

Wählen Sie bei der Suche nach einem Massagetherapeuten einen aus, der über Erfahrung in der Behandlung von

Krebspatienten verfügt. Sie kennen die richtigen Massagemethoden, die Sie je nach Krebsstadium und Behandlungsstatus anwenden können.

HYPNOSE

Therapeuten setzen Hypnose ein, um Sie in einen Zustand erhöhter Aufmerksamkeit und Konzentration zu versetzen. Laut dem Wellness Institute kann Hypnose dabei helfen, Angstzustände, Übelkeit und Beschwerden im Zusammenhang mit Krebs zu lindern. Es kann auch Menschen mit Lungenkrebs dabei helfen, mit dem Rauchen aufzuhören.

MEDIZINISCHES MARIHUANA

Marihuana wird seit Tausenden von Jahren medizinisch verwendet. Die Wirkstoffe in Marihuana, sogenannte Cannabinoide, veranlassen den Körper, andere Chemikalien zu produzieren, die das Zentralnervensystem und das

Immunsystem des Körpers verbessern können.

25 Bundesstaaten und der District of Columbia haben Gesetze verabschiedet, die den Konsum von Marihuana zu therapeutischen Zwecken erlauben. Aber der Besitz ist in den Vereinigten Staaten nach Bundesrecht immer noch illegal.

Mehrere Studien belegen, dass medizinisches Marihuana das Risiko für Lungen- oder andere bösartige Erkrankungen nicht erhöht. Es gibt Hinweise darauf, dass Cannabis zur Linderung von Übelkeit und Erbrechen nützlich ist. Die Wirkstoffe steigern auch den Appetit bei Krebspatienten, die eine Chemotherapie erhalten.

Es gibt zwei Cannabinoide, die von der FDA zur Vorbeugung und Behandlung von durch Chemotherapie verursachter Übelkeit und Erbrechen zugelassen sind. Andere

Laborexperimente zeigen, dass Marihuana bei der Zerstörung von Krebszellen hilfreich ist. Aber medizinisches Marihuana ist keine von der FDA zugelassene Krebstherapie.

MEDITATION

Meditation ist ein Zustand friedlicher innerer Meditation, der dazu beiträgt, den Geist vom äußeren „Geschwätz" zu beruhigen.

Es kann bei der Verringerung von Stress und Ängsten im Zusammenhang mit der Kontrolle von Lungenkrebs hilfreich sein. Auch meditative Tiefenatmungsmethoden können Lungenkrebspatienten dabei helfen, ihre Lungenfunktion zu verbessern.

ERNÄHRUNG

Für Menschen mit Lungenkrebs gibt es keine spezielle Ernährungsweise. Die Ernährungsbedürfnisse einer Person können während der Therapie schwanken. Dennoch können bestimmte Mahlzeiten die

Lungenkrebssymptome einer Person beeinflussen.

Für Patienten mit Lungenkrebs ist es von entscheidender Bedeutung, ein gesundes Gewicht zu halten und die Energie und Nährstoffe zu erhalten, die sie für die Behandlung benötigen.

Einige Ernährungsempfehlungen für Patienten mit Lungenkrebs umfassen:

- Vermeiden Sie kalorienarme oder nährstoffarme Mahlzeiten und Getränke wie Limonaden und Chips
- Essen Sie, wann immer Sie hungrig sind
- Ergänzen Sie Ihre Ernährung bei Bedarf mit kalorienreichen Getränken
- Verwenden Sie beim Kochen Kräuter und Gewürze, um die Mahlzeiten appetitlicher zu machen

- Trinken Sie flüssige oder pürierte Mahlzeiten, wenn Sie Probleme mit der Aufnahme fester Nahrung haben
- den ganzen Tag über mehrere kleine Mahlzeiten zu sich nehmen, statt nur ein paar gehaltvolle
- Trinken Sie Minz- und Ingwergetränke, um Übelkeit zu lindern.
- Vermeiden Sie Nahrungsergänzungsmittel, es sei denn, Sie sprechen vorher mit Ihrem Arzt
- Im Sitzen essen und sich nach dem Essen nicht hinlegen
- Essen Sie langweilige Mahlzeiten, wenn Ihr Magen oder Mund wund ist
- Essen Sie ballaststoffreiche Lebensmittel, um Verstopfung zu lindern

YOGA

Yoga ist eine Abfolge von Körperbewegungen, die Atmung und Dehnung als eine Art Bewegungsmeditation kombiniert. Yoga hilft nachweislich dabei, Ängste, Traurigkeit und Schlaflosigkeit zu reduzieren. Es kann auch ein Gefühl des Wohlbefindens hervorrufen. Und es kann Menschen mit Lungenkrebs helfen, sich zu entspannen und besser zu schlafen. Umgekehrte Yoga-Übungen unterstützen den Blutfluss von den Beinen und dem Becken zurück zum Herzen und dann durch die Lunge, wo er mit frischem Sauerstoff angereichert wird.

Wie sieht die Zukunft der integrierten Krebsbehandlung aus?

CAM-Behandlungen und -Therapien sind häufig Gegenstand laufender klinischer Studien. Das National Cancer Institute (NCI) und das National Center for Complementary and Integrative Health sponsern einige dieser Studien.

In diesen Studien wird untersucht, wie integrative Behandlungen im Vergleich zu herkömmlichen Behandlungen abschneiden und wie sie die Standardbehandlung ergänzen können.

Das National Cancer Institute weist darauf hin, dass Sie eine bestimmte alternative Therapie nicht als sicher oder wirksam betrachten sollten, es sei denn, sie wurde einer Forschung und klinischen Prüfung unterzogen, die denen für herkömmliche Krebstherapien gleichwertig ist.

Auch wenn eine Therapie durch die Forschung validiert ist, könnte sie dennoch im Widerspruch zu Ihrer bestehenden Behandlung stehen oder unerwünschte Folgen haben.
Aus diesen Gründen sollten Sie vor Beginn einer integrativen Therapie immer Ihren Arzt konsultieren. Es ist auch wichtig zu fragen, ob ihnen Forschungsergebnisse

bekannt sind, die das von Ihnen angestrebte Ergebnis unterstützen, und ob sie Sie einem Praktiker empfehlen können.

KAPITEL 5

Wahl der Diät

Wie wirkt sich die Krebsbehandlung auf Ihre Ernährung aus?

Behandlungen wie Chemotherapie und verschiedene Arten der Strahlenbehandlung können eine Reihe von Nebenwirkungen hervorrufen, darunter:

Verstopfung, die Schmerzen verursachen und Ihren Appetit weiter verringern kann
Durchfall, der Ihrem Körper die Nahrung entziehen kann
Müdigkeit bedeutet, dass Sie weniger aktiv sind, weniger Kalorien verbrennen und sich tagsüber nicht so hungrig fühlen
Geschmacksverlust, der das Essen unangenehm machen kann
Übelkeit und Erbrechen, die Ihren Appetit verringern und zu Gewichtsverlust führen können

WARUM IST IHRE ERNÄHRUNG WÄHREND DER KREBSBEHANDLUNG WICHTIG?

Da eine Krebsbehandlung zu Veränderungen des Appetits und des Körpergewichts führen kann, ist es wichtig, streng auf die Ernährung zu achten. Eine ausgewogene Ernährung während einer Chemotherapie oder Bestrahlung trägt nicht nur dazu bei, ein gesundes Gewicht zu halten, sondern kann auch Folgendes bewirken:

- Helfen Sie, die Nebenwirkungen der Behandlung zu kontrollieren
- Steigern Sie die Energie\sErhöhen Sie den Muskeltonus
- Erhalten Sie die Immunfunktion
- Entzündungen reduzieren

Welche Lebensmittel sollten Sie während der Krebsbehandlung zu Ihrer Ernährung hinzufügen?

Jeder mit einer chronischen Erkrankung, auch wenn es sich nicht um Krebs handelt, sollte Mahlzeiten zu sich nehmen, die reich an Proteinen, gesunden Fetten, Vollkornprodukten sowie Vitaminen und Mineralstoffen sind.

Wenn möglich, nehmen Sie diese Ernährungsverbesserungen vor Beginn der Krebsbehandlung vor, damit Sie gesünder in die Behandlung gehen.

PFLANZLICHE PROTEINE

Zu den besten Mahlzeiten während einer Chemotherapie oder anderen Krebsbehandlungen gehören pflanzliche Proteine. Sie liefern die größten Mengen an Vitaminen und Mineralstoffen.

Dazu gehört der Verzehr von reichlich Gemüse sowie Bohnen, Hülsenfrüchten, Nüssen und Samen. Wenn Sie tierische Proteine zu sich nehmen, wählen Sie magere Proteine wie Huhn oder Fisch.

GESUNDE FETTE

Auch einfach und mehrfach ungesättigte Fette haben gesundheitliche Vorteile. Avocados, Olivenöl, Traubenkernöl und Walnüsse sind alle reich an Omega-3-Fettsäuren, die helfen, Entzündungen zu reduzieren und die Herz-Kreislauf-Gesundheit zu verbessern.

GESUNDE KOHLENSTOFFE
Wählen Sie bei der Auswahl der Kohlenhydrate nur minimal verarbeitete Lebensmittel, darunter Vollkorn, Kleie und Hafer. Diese enthalten lösliche Ballaststoffe, die zur Erhaltung einer gesunden Darmflora beitragen. Lösliche Ballaststoffe fördern auch die Bildung kurzkettiger Fettsäuren (SCFAs), die bei allem vom Stoffwechsel bis zur Zellreparatur hilfreich sind.

VITAMINE UND MINERALIEN
Vitamine und Mineralien unterstützen die enzymatischen Funktionen unseres Körpers, die eine Schlüsselrolle bei der Stärkung der Immunfunktion und der Verringerung von

Entzündungen spielen. Wenn möglich, wählen Sie mit Vitamin D angereicherte Lebensmittel. Dazu können Milch, Orangensaft, Joghurt und verschiedene Cerealien gehören.

SOLLTEN SIE WÄHREND DER KREBSBEHANDLUNG NAHRUNGSERGÄNZUNGSMITTEL EINNEHMEN?

Wenn Sie während der Behandlung nicht so viel essen wie gewöhnlich oder wenn Sie unter Nebenwirkungen wie Erbrechen und Durchfall leiden, die zu einem Verlust von Vitaminen und Mineralstoffen führen, können Sie über die Einnahme eines Multivitaminpräparats nachdenken.

„Vitamin D scheint der häufigste Vitaminmangel zu sein", fügt Rajagopal hinzu. „Vitamin D trägt dazu bei, Ihr Immunsystem stark zu halten, verringert Müdigkeit und verbessert die Knochengesundheit. Besonders wenn Sie

Steroide einnehmen, besteht das Risiko eines Knochendichteverlusts."

Sprechen Sie mit einem qualifizierten Ernährungsberater und Ihrem Onkologen, bevor Sie Ihrer Ernährung Vitamine oder Nahrungsergänzungsmittel hinzufügen.

WIE KANN IHRE ERNÄHRUNG BEI DER BEHANDLUNG DER NEBENWIRKUNGEN DER KREBSBEHANDLUNG HELFEN?

Einige Ernährungsumstellungen können Ihnen helfen, Nebenwirkungen zu kontrollieren, sobald Ihre Therapie beginnt. Zu diesen Nebenwirkungen gehören: Appetitlosigkeit.

Essen Sie über den Tag verteilt kleine Mahlzeiten oder gesunde Snacks, statt drei große Mahlzeiten.

Verstopfung. Trinken Sie viel Wasser, probieren Sie ein Ballaststoffpräparat und ergänzen Sie Ihre Mahlzeiten mit Gemüse und Hülsenfrüchten.

Durchfall. Wählen Sie Mahlzeiten oder Getränke, die Salz (Sportgetränke oder Brühe) und Kalium (Bananen und natürliche Fruchtsäfte) enthalten.

Geschmacksverlust

Zu wissen, was man essen soll, wenn man nicht schmeckt, kann schwierig sein. Erwägen Sie, neue Gerichte mit verschiedenen Gewürzen oder Marinaden auszuprobieren. Sie können auch kräftige Aromen wie Zitronen- oder Limettensaft hinzufügen.

BRECHREIZ

Zu den Nahrungsmitteln gegen Übelkeit gehören Zitrus-, Ingwer- und Pfefferminzöl. Sie können an einem Stück Zitrone lutschen, Ingwertee trinken oder Ingwer-Kauartikel zu sich nehmen.

WELCHE LEBENSMITTEL SOLLTEN SIE WÄHREND DER KREBSBEHANDLUNG VERMEIDEN?

Seien Sie sich während der Krebstherapie bewusst, was in Ihren Körper gelangt. Lesen Sie die Nährwertkennzeichnungen und kochen Sie so viel wie möglich selbst. Es ist ratsam, die Finger von allzu raffinierten, verarbeiteten Lebensmitteln zu lassen. Sie sollten auch frittierte Mahlzeiten meiden, die viele gehärtete Öle enthalten, da diese die Entzündung verschlimmern könnten.

Da krebskranke Menschen im Allgemeinen über ein geschwächtes Immunsystem verfügen, sollten Sie das Auslassen von Mahlzeiten in Betracht ziehen, die das Risiko lebensmittelbedingter Infektionen bergen, darunter:

Leicht gekochter oder roher Fisch, wie zum Beispiel Sushi

Weich gekochte Eier oder Mahlzeiten, die rohe Eier enthalten, wie zum Beispiel hausgemachte Mayonnaise
Nicht pasteurisierter Käse und Milchprodukte
Ungewaschenes Obst oder Gemüse
Planen Sie Ihre Ernährung zur Krebsbehandlung
Registrierte Ernährungsberater verfügen über eine spezielle Ausbildung in Bezug auf die Ernährungsbedürfnisse von Personen mit verschiedenen Erkrankungen.

Ihr Ernährungsberater kann Ihnen bei der Planung von Mahlzeiten helfen, die Sie mit der richtigen Menge an Kalorien und Nährstoffen versorgen.

„Es ist auch wichtig, einen Ernährungsplan zu erstellen, der für Sie machbar ist", fügt Rajagopal hinzu. Wenn Sie abends beschäftigt sind und weder Zeit noch Energie zum Kochen haben, versuchen Sie, gesunde Speisen zum Mitnehmen auszuwählen. Wenn Sie über ein begrenztes Budget verfügen, kann die Zugabe billiger, gesunder Zutaten wie Bohnen oder gefrorenem Obst oder Gemüse zu Grundmahlzeiten viel bewirken.

KAPITEL 6

Natürliche Heilmittel gegen Lungenkrebs

PFLANZLICHE HEILMITTEL GEGEN LUNGENKREBS

Lungenkrebs ist eine Krebsart, die entsteht, wenn Zellen in der Lunge beginnen, außer Kontrolle zu wachsen. Es handelt sich um eine gefährliche Erkrankung, die verschiedene gesundheitliche Folgen haben kann und unbehandelt lebensbedrohlich sein kann.

Konventionelle Therapien für Lungenkrebs umfassen Operationen, Chemotherapie, Strahlentherapie und gezielte Therapie. Einige Patienten möchten jedoch möglicherweise pflanzliche Therapien gegen Lungenkrebs ausprobieren.

Obwohl es keine eindeutige Behandlung für Lungenkrebs gibt, können verschiedene

Kräuter und Vitamine helfen, die Symptome zu kontrollieren und das allgemeine Wohlbefinden zu verbessern.

GINSENG: Ginseng ist ein wichtiges Kraut in der traditionellen chinesischen Medizin. Es ist für seine immunstärkende Wirkung bekannt und soll bei der Bekämpfung von Krebszellen helfen.

Ginseng umfasst eine Gruppe von Chemikalien, die Ginsenoside genannt werden und entzündungshemmende und tumorhemmende Eigenschaften haben. Eine im Journal of Ginseng Research veröffentlichte Studie ergab, dass Ginsengextrakt die Entwicklung von Lungenkrebszellen unterdrücken kann.

KURKUMA: Kurkuma ist ein Gewürz, das häufig in der indischen und nahöstlichen Küche verwendet wird. Es enthält eine Chemikalie namens Curcumin, die entzündungshemmende und antioxidative

Wirkungen hat. Curcumin wurde auf seine Fähigkeit untersucht, die Proliferation von Krebszellen zu unterdrücken. Eine im Journal of Experimental and Clinical Cancer Research veröffentlichte Studie ergab, dass Curcumin den Zelltod in Lungenkrebszellen fördern kann.

Mariendistel: Mariendistel ist ein Kraut, das häufig zur Unterstützung der Leber verwendet wird. Es enthält eine Chemikalie namens Silymarin, die antioxidative und entzündungshemmende Wirkung hat. Silymarin wurde auf seine Fähigkeit untersucht, die Proliferation von Krebszellen zu unterdrücken. Eine in Integrative Cancer Therapies veröffentlichte Studie zeigte, dass Silymarin die Entwicklung von Lungenkrebszellen unterdrücken kann.

Süßholzwurzel: Süßholzwurzel ist ein bekanntes Kraut in der traditionellen chinesischen Medizin. Es enthält eine

Chemikalie namens Glycyrrhizin, die entzündungshemmende und antioxidative Eigenschaften hat. Glycyrrhizin wurde auf seine Fähigkeit untersucht, die Proliferation von Krebszellen zu unterdrücken. Eine im Journal of Ethnopharmacology veröffentlichte Studie ergab, dass Süßholzwurzelextrakt die Entwicklung von Lungenkrebszellen unterdrücken kann.

ECHINACEA: Echinacea ist eine Pflanze, die häufig zur immunologischen Unterstützung eingesetzt wird. Es umfasst eine Gruppe von Chemikalien namens Echinacoside, die entzündungshemmende und immunstärkende Wirkungen haben. Echinacea wurde auf seine Fähigkeit untersucht, die Proliferation von Krebszellen zu unterdrücken.

Eine im Journal of Cancer Research and Therapeutics veröffentlichte Studie deutete darauf hin, dass Echinacea-Extrakt die

Entwicklung von Lungenkrebszellen unterdrücken kann.

Während einige Kräuter und Nahrungsergänzungsmittel potenzielle Vorteile bei Lungenkrebs haben können, ist es wichtig zu betonen, dass sie nicht als Ersatz für die traditionelle medizinische Therapie verwendet werden sollten. Sprechen Sie immer mit Ihrem Arzt, bevor Sie mit der Einnahme neuer Nahrungsergänzungsmittel oder Kräuterkuren beginnen, da diese möglicherweise die Medikamente oder Therapien, die Sie derzeit einnehmen, beeinträchtigen können.

Darüber hinaus ist es wichtig, darauf zu achten, dass die von Ihnen eingenommenen Kräuter und Nahrungsergänzungsmittel von hoher Qualität und Reinheit sind, da einige Artikel möglicherweise mit anderen Chemikalien verunreinigt oder verfälscht sind.

ATEMTECHNIKEN UND ÜBUNGEN FÜR LUNGENKREBSPATIENTEN

Atemmethoden und -übungen können für Lungenkrebspatienten nützlich sein, da sie dabei helfen können, die Lungenfunktion zu verbessern, Kurzatmigkeit zu lindern, die Ausdauer zu steigern und die allgemeine Lebensqualität zu verbessern. Es ist wichtig, dass Sie sich an einen Arzt wenden, bevor Sie mit einem neuen Training oder einer Atemübung beginnen.

Hier sind einige Atemmethoden und Übungen, die für Lungenkrebspatienten nützlich sein können:

Zwerchfellatmung: Diese Methode, auch Bauchatmung oder Bauchatmung genannt, umfasst die Atmung durch das Zwerchfell, einen Muskel, der sich am unteren Ende der Lunge befindet. Um diese Methode zu üben, setzen oder legen Sie sich bequem hin und legen Sie eine Hand auf Ihren Bauch und die andere auf Ihre Brust. Atmen Sie durch die

Nase ein, sodass sich Ihr Bauch beim Einatmen ausdehnt, und atmen Sie durch den Mund aus, sodass sich der Bauch senkt. Wiederholen Sie dies viele Minuten lang.

GESPÜRZTE LIPPENATEMUNG: Diese Methode kann helfen, Kurzatmigkeit zu lindern, indem sie die Atemfrequenz verlangsamt und die Luftmenge erhöht, die ausgestoßen werden kann. Um diese Methode anzuwenden, atmen Sie einige Sekunden lang durch die Nase ein und atmen Sie dann doppelt so lange langsam durch gespitzte Lippen aus (als würden Sie eine Kerze ausblasen). Wiederholen Sie dies viele Minuten lang.

SEGMENTALE ATMUNG: Dieser Ansatz hilft, die Lungenfunktion zu verbessern, indem er bestimmte Teile der Lunge anspricht. Um diese Methode zu üben, setzen Sie sich bequem hin oder legen Sie sich hin und legen Sie Ihre Hände auf Brust und Bauch. Atmen Sie tief ein und konzentrieren Sie sich darauf, zuerst den unteren Teil Ihrer Lunge zu strecken (damit sich Ihr Bauch hebt), dann den mittleren Teil (damit sich Ihre Brust ausdehnt) und zuletzt den oberen Teil (damit sich Ihre Schlüsselbeine heben). Atmen Sie sanft in umgekehrter Reihenfolge aus, beginnend mit der oberen Hälfte Ihrer Lunge und endend mit der unteren Hälfte.

GESCHLOSSENES ATMEN: Dieser Ansatz umfasst die Verlangsamung der Atemfrequenz und die Verwendung eines konsistenten Musters, um Kurzatmigkeit zu minimieren. Um diese Methode zu üben, atmen Sie einige Sekunden lang ein, halten Sie den Atem einige Sekunden lang an und atmen Sie dann einige Sekunden lang langsam aus. Wiederholen Sie dies mehrere Minuten lang und verlängern Sie dabei schrittweise die Dauer jedes Atemzugs.

INSPIRATORISCHES MUSKELTRAINING: Bei diesem Training wird ein Gerät namens

Spirometer verwendet, um die an der Atmung beteiligten Muskeln zu trainieren. Um diese Übung durchzuführen, atmen Sie über das Spirometer so tief wie möglich ein, halten Sie den Atem einige Sekunden lang an und atmen Sie dann normal aus. Wiederholen Sie dies mehrmals.

ÜBUNG: Körperliche Bewegung kann zur Verbesserung der Lungenfunktion und der allgemeinen Fitness beitragen. Gehen, Radfahren, Schwimmen und andere Übungen mit geringer Belastung können für Lungenkrebspatienten von Vorteil sein. Es ist wichtig, sanft zu beginnen und die Intensität und Dauer des Trainings im Laufe der Zeit schrittweise zu steigern.

Zusammenfassend lässt sich sagen, dass Atemmethoden und -übungen für Lungenkrebspatienten nützlich sein können, um die Lungenfunktion zu verbessern, Kurzatmigkeit zu verringern, die Ausdauer zu steigern und die allgemeine

Lebensqualität zu verbessern. Konsultieren Sie einen Gesundheitsexperten, bevor Sie mit einem neuen Training oder einer Atemübung beginnen.

ÄTHERISCHE ÖLE ZUR BEHANDLUNG VON LUNGENKREBSSYMPTOMEN

Lungenkrebs ist eine der häufigsten Krebsarten weltweit, jedes Jahr werden mehr als 2 Millionen neue Fälle diagnostiziert. Die Symptome von Lungenkrebs können schwer zu behandeln sein und die Lebensqualität einer Person erheblich beeinträchtigen. Es hat sich jedoch gezeigt, dass ätherische Öle bei der Kontrolle einiger mit Lungenkrebs verbundener Symptome hilfreich sind.

Ätherische Öle sind hochkonzentrierte Pflanzenextrakte, die aus zahlreichen Pflanzenteilen, darunter Blättern, Stängeln, Blüten und Wurzeln, gewonnen werden. Sie enthalten flüchtige chemische Bestandteile, die ihnen ihren einzigartigen Duft und ihre medizinische Wirkung verleihen.

Hier sind einige ätherische Öle, die zur Behandlung von Lungenkrebssymptomen eingesetzt werden können:

WEIHRAUCHÖL: Weihrauchöl wird aus dem Harz des Boswellia-Baums gewonnen. Es besitzt entzündungshemmende und krebshemmende Eigenschaften, die dazu beitragen können, Entzündungen zu lindern und die immunologische Funktion zu stärken. Es hat auch beruhigende Eigenschaften, die helfen können, Ängste und Anspannung abzubauen.

LAVENDELÖL: Lavendelöl ist ein beliebtes ätherisches Öl, das nachweislich eine entspannende Wirkung auf den Körper hat. Es kann helfen, Ängste, Traurigkeit und Schlaflosigkeit zu lindern. Es enthält auch entzündungshemmende Wirkungen, die dazu beitragen können, Entzündungen in der Lunge zu lindern.

EUKALYPTUSÖL: Eukalyptusöl wird aus den Blättern des Eukalyptusbaums gewonnen. Es besitzt entzündungshemmende und antibakterielle Eigenschaften, die dazu beitragen können, Entzündungen in der Lunge zu lindern und Infektionen vorzubeugen. Es ist außerdem ein ausgezeichnetes abschwellendes Mittel und kann helfen, Husten und Verstopfung zu lindern.

PFEFFERMINZÖL: Pfefferminzöl wird aus den Blättern der Pfefferminzpflanze gewonnen. Es hat eine kühlende Wirkung auf den Körper und kann helfen, Fieber und Entzündungen zu lindern. Es enthält auch krampflösende Eigenschaften, die dazu beitragen können, Husten zu lindern und Atembeschwerden zu lindern.

ZITRONENÖL: Zitronenöl wird aus der Schale der Zitronenfrucht gewonnen. Es enthält entzündungshemmende und antioxidative Wirkungen, die dazu beitragen können, Entzündungen zu lindern und die immunologische Funktion zu fördern. Es hat auch einen angenehmen Geruch, der helfen kann, die Stimmung zu verbessern und Verspannungen zu lösen.

Es ist wichtig zu bedenken, dass ätherische Öle nicht als Ersatz für die traditionelle medizinische Therapie verwendet werden sollten. Sie können als ergänzende Behandlung eingesetzt werden, um die Symptome von Lungenkrebs zu kontrollieren und die Lebensqualität zu verbessern.

Bevor Sie ätherische Öle verwenden, ist es wichtig, sich an einen zertifizierten Aromatherapeuten oder eine medizinische Fachkraft zu wenden, insbesondere wenn

Sie gesundheitliche Bedenken haben oder Medikamente einnehmen.

RISIKEN UND EINSCHRÄNKUNGEN NATÜRLICHER HEILMITTEL ZUR BEHANDLUNG VON LUNGENKREBS.

Lungenkrebs ist eine schwere und häufig lebensbedrohliche Erkrankung. Während traditionelle Therapien wie Chemotherapie, Strahlentherapie und Chirurgie nach wie vor die erste Wahl zur Bekämpfung von Lungenkrebs sind, greifen einige Patienten als Ergänzung oder Alternative zu natürlichen Arzneimitteln zurück.

Natürliche Therapien für Lungenkrebs können Ernährungsumstellungen, Nahrungsergänzungsmittel, pflanzliche Arzneimittel und Geist-Körper-Praktiken umfassen. Während bestimmte natürliche Therapien Vorteile für Patienten mit Lungenkrebs bieten können, sind auch

Gefahren und Einschränkungen zu berücksichtigen.

Eine der größten Gefahren im Zusammenhang mit homöopathischen Therapien bei Lungenkrebs besteht darin, dass sie die konventionelle Therapie beeinträchtigen können. Einige Naturheilmittel können die Wirkung von Chemotherapie-Medikamenten oder Strahlentherapien beeinträchtigen und so deren Wirksamkeit einschränken.

Beispielsweise kann Johanniskraut, ein regelmäßig verwendetes pflanzliches Arzneimittel, mit Chemotherapie und Bestrahlung interagieren und diese weniger wirksam machen. Daher ist es wichtig, alle natürlichen Therapien vor der Anwendung mit Ihrem Arzt zu besprechen.

Eine weitere Sorge im Zusammenhang mit natürlichen Therapien besteht darin, dass sie selbst nachteilige Auswirkungen haben können. Beispielsweise können bestimmte pflanzliche Arzneimittel eine Lebervergiftung oder Nierenschäden hervorrufen.

Nahrungsergänzungsmittel wie hochdosierte Vitamin- und Mineralstoffpräparate können möglicherweise schädliche Folgen haben. In bestimmten Situationen können diese Nebenwirkungen schwerwiegend und möglicherweise lebensbedrohlich sein. Daher ist es wichtig, die möglichen negativen Auswirkungen eines natürlichen Heilmittels zu untersuchen, bevor man es einnimmt.

Es gibt auch nicht genügend wissenschaftliche Beweise, die den Nutzen verschiedener alternativer Behandlungen für Lungenkrebs belegen. Während für einige natürliche Therapien vereinzelte Wirksamkeitsnachweise vorliegen, gibt es häufig nicht genügend wissenschaftliche

Studien, um diese Behauptungen zu untermauern. Dies bedeutet, dass es schwierig sein könnte, zu beurteilen, welche natürlichen Therapien einen Versuch wert sind und welche nicht. Es ist wichtig, alle natürlichen Heilmittel mit Ihrem Arzt zu besprechen und gegenüber Versprechen, die zu wunderbar erscheinen, um wahr zu sein, misstrauisch zu sein.

Schließlich ist es wichtig, die möglichen Kosten natürlicher Therapien für Lungenkrebs zu prüfen. Während einige natürliche Therapien recht erschwinglich sein können, können andere teuer sein. Es ist von entscheidender Bedeutung, die möglichen Vorteile und Gefahren eines natürlichen Heilmittels zu analysieren und die finanziellen Auswirkungen zu berücksichtigen, die es haben kann.

Zusammenfassend lässt sich sagen, dass natürliche Therapien für Menschen mit Lungenkrebs einige Vorteile haben können, es sind jedoch auch erhebliche Gefahren und Einschränkungen zu berücksichtigen. Es ist wichtig, alle natürlichen Therapien vor der Einnahme mit Ihrem Arzt zu besprechen und ihre möglichen Nebenwirkungen gründlich zu untersuchen. Auch wenn einige natürliche Heilmittel erfolgreich sein können, ist es wichtig, sie mit Vorsicht und Skepsis anzugehen und den Schwerpunkt auf konventionelle Behandlungen wie Chemotherapie und Strahlentherapie zu legen.